DU CONCOURS

QUE LES

SCIENCES PHYSIQUES

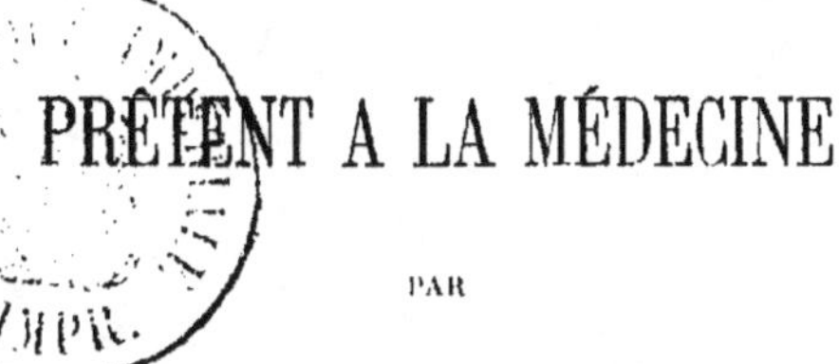

PRÊTENT A LA MÉDECINE

PAR

LE Dr SIRUS PIRONDI

Extrait d'une communication faite à l'Association Scientifique de France
Session de Marseille. 1867.

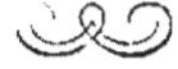

MARSEILLE

TYPOGRAPHIE ET LITHOGRAPHIE ARNAUD, CAYER ET Cie
RUE SAINT-FERRÉOL, 57

1867

DU CONCOURS

SCIENCES PHYSIQUES

PRÊTENT A LA MÉDECINE

I

Si l'on examine attentivement la marche de l'esprit médical pendant la première moitié du siècle actuel, on arrive facilement à constater que deux tendances ont par trop longtemps divisé les hommes les plus sages et les plus éclairés de notre profession.

Les uns, interprétant dans un sens trop restreint le vieux précepte : *Oportet curare*, et oubliant l'autre non moins ancien : *Experientia fallax*, ont cherché avant tout et quand même des agents de guérison, faisant empiriquement appel aux moyens les plus divers, comme aussi aux plus bizarres, espérant toujours y trouver quelque frère-puiné de l'écorce péruvienne. C'est ainsi qu'après avoir essayé l'or, l'argent et autres produits quelque peu aristocratiques, on n'a pas craint de tenter l'essai de substances d'une origine moins distinguée, et le guano, par exemple, a osé paraître sur quelques formules médicinales, à propos des dermatoses.

Dans l'autre camp, au contraire, la guérison de la maladie semble occuper le second plan ; ce que l'on recherchait de préférence, c'était la nature intime, l'essence de la lésion morbide, les chances probables de sa terminaison ; on semblait attendre avec une curiosité par trop scientifique (a-t-on dit non sans malice) que l'examen nécroscopique vînt confirmer ou corriger le diagnostic antérieurement formulé.

En un mot, si d'un côté on aspirait à la guérison sans avoir l'air de se soucier du comment et pourquoi on y parvenait, de l'autre on se contentait, en quelque sorte, de *photographier* la maladie avec sa contre-épreuve anatomique.

Les choses ont changé depuis, fort heureusement, et les deux tendances convergent aujourd'hui vers un même but. Toutes les écoles professent indistinctement la nécessité de multiplier les moyens d'investigation mis à notre portée pour analyser scrupuleusement les moindres symptômes morbides, les transformer en signes et parvenir ainsi à la *détermination étiologique*, point capital pour formuler une médication rationnelle.

En définitive, c'est donc à la recherche des causes morbigènes que doivent tendre tous les efforts du praticien, et sans vouloir diminuer l'importance que l'on accorde avec tant de raison aux causes *éloignées* telles que l'hérédité, la consanguinité, les influences climatériques, saisonnières, etc., on ne doit pas perdre de vue que les causes *prochaines* ou déterminantes sont celles contre lesquelles il faut surtout intervenir avec promptitude et à propos, si ce n'est pas toujours avec succès.

Mais avant d'aller plus loin qu'il nous soit encore permis de faire une courte excursion à côté, mais non en dehors de notre sujet principal.

Nous entendons ici par cause morbigène tout ce qui amène et constitue l'altération organique précédant l'altération fonctionnelle.

Cette altération organique, une fois produite, peut n'être pas toujours visible et constatable, mais il est difficile d'admettre qu'elle fasse défaut, sauf les circonstances encore trop fréquentes où elle peut n'avoir été que passagère ou fugace. Si on ne la trouve pas, en dehors de ces derniers cas, c'est que nos moyens d'investigation sont insuffisants, — et sans prétendre jamais à l'impossible, autrement dit à soulever le voile qui couvrira toujours d'une ombre impénétrable ce qui touche aux *causes premières*, il est permis d'aspirer à la connaissance de tous les phénomènes inhérents aux diverses fonctions des organes, soit à l'état de santé, soit à l'état de maladie, depuis le moment où la vie commence jusqu'à celui où elle cesse.

II

L'utilité de ces recherches étant admise, comment faut-il y procéder?

L'observation clinique, si perfectionnée cependant chez les anciens, serait-elle bien fructueuse aujourd'hui pour les malades comme pour la science, si l'on s'en tenait exclusivement aux moyens d'investigation dont disposaient nos devanciers?

Serait-il, par exemple, permis à notre époque de classer parmi les amaurotiques incurables tous ceux qui accusent des troubles graves dans la vision, ou de qualifier d'affection scorbutique les diverses espèces d'épulis?

Les meilleures recherches étiologiques, celles que l'on doit considérer comme les plus capables de nous conduire à une connaissance exacte de la maladie, ne peuvent se passer du concours des sciences auxiliaires, et toute la science médicale elle-même, considérée d'une façon abstraite, sans tenir compte des applications pratiques qui constituent l'art médical, doit ses plus incontestables progrès à l'incessant appel qu'elle fait à la physique et à la chimie, sans négliger peut-être l'astronomie et assurément les mathématiques. — Que si nous omettons volontairement de mentionner ici la botanique, la zoologie et la géologie, c'est que de tout temps on a compris et mieux apprécié la liaison intime qui rattache celle-là à l'étude de la matière médicale, l'autre aux notions fournies par l'anatomie et la pathologie comparées, et la troisième enfin à la connaissance des causes telluriques qui peuvent peser sur les endémies.

Serrons maintenant les preuves d'un peu plus près.

III

L'anatomie, cette base indispensable aux études médicales, a sondé à des profondeurs incroyables la composition de l'organisme, et, comme le dit fort bien M. A. Dechambre, ne bornant pas ses recherches aux composés organiques, elle les poursuit jusqu'aux éléments, et parvient parfois à résoudre un problème de physiologie pendant qu'elle constate une disposition nouvelle dans les tissus. Exemple : la découverte des fibres ciliaires, dont les fonctions se rattachent à l'*accommodation* de l'œil, a permis d'expliquer ce remarquable pouvoir que chacun possède d'allonger ou de raccourcir l'axe oculaire, pouvoir que je ne saurais mieux comparer qu'au *va* et *vient* qu'on peut imprimer, à son gré, à une lunette d'approche.

Est-ce donc et unniquement au scalpel le plus délicatement conduit que l'anatomie est redevable des progrès de ce genre ? Non, assurément ; c'est là l'œuvre de la micrographie, autrement dit le résultat des travaux qu'on entreprend à l'aide du microscope, inventé par la physique et que des physiciens nous apprennent à manier.

Le microscope ne rend pas moins de services à la physiologie qu'à l'anatomie ; et tout dernièrement encore, en expliquant à l'Académie de médécine son ingénieuse théorie sur la contractilité musculaire, M. Rouget a affirmé une fois de plus et pièces en main, dûment photographiées, toute l'importance de cet instrument, puisqu'il lui doit sa belle découverte de la structure spéciale des éléments dits contractiles ; découverte qui permet aujourd'hui d'identifier la contractilité des muscles avec une propriété purement physique de l'élément musculaire : l'élasticité.

Mais le microscope n'est pas le seul produit avantageusement transplanté du domaine de la science physique dans le terrain médical. La connaissance des lois de l'acoustique a depuis

longtemps servi de base à l'auscultation et à la percussion, c'est-
à-dire aux meilleurs moyens de diagnostiquer avec certitude
l'état normal ou anormal des voies respiratoires et circulatoires;
elle a conduit les physiologistes à l'établissement d'une théorie
déjà fort acceptable de l'audition, et très prochainement, grâces
aux belles recherches expérimentales d'Helmholtz et autres, qui
vont être répétées et commentées par deux savants professeurs,
MM. Morren et Lespès, on peut affirmer que cette théorie recevra
le plus intéressant complément que puissent ambitionner tous
ceux qui désirent s'instruire.

Les lois de l'optique n'ont pas été moins nécessaires pour
bien comprendre la fonction visuelle; et ce n'est pas assez dire.
En effet, toute la pathologie oculaire moderne, toutes les plus
belles acquisitions physiologiques, pathologiques et même chi-
rurgicales, sont dues à la découverte de l'ophthalmoscope, instrument d'optique par excellence, dont l'invention repose sur le
jeu de la lumière concentrée et réfléchie par des miroirs à tra-
vers des lentilles convexes ou concaves.

Le même système, les mêmes jeux de lumière appliqués à des
instruments composés, eux aussi, de miroirs et de lentilles,
mais appropriés à des organes situés plus profondément que
l'œil, ont permis la construction du laryngoscope, à l'aide duquel
on a pu mieux comprendre d'abord les fonctions du larynx, le
mécanisme vocal, découvrir des lésions opérables bien au delà
des limites où l'œil n'avait jamais pu pénétrer, et par cela même
porter un secours efficace à des maladies antérieurement incon-
nues ou jugées incurables.

Et sans énumérer tout ce que la perfection de la mécanique,
si puissamment aidée par la science, nous promet encore, nous
pouvons du moins résumer la dette de la médecine envers la
physique en disant que la connaissance de toutes ses lois nous
est indispensable pour apprécier la constitution du milieu sous
l'influence duquel l'organisme accomplit ses phénomènes vitaux :
phénomènes éminemment variables, et dont les variations sont

précisément soumises à celles de ce milieu lui-même; sans exclure d'autres influences non moins importantes à connaître et relatives à la pesanteur, à la chaleur et à l'électricité.

L'électricité! cet immense levier de l'intelligence humaine, qui, supprimant les distances pour la transmission de la pensée et nous servant, à nous médecins, de nouvelle langue pour interroger des organes paresseux ou muets, arrivera peut-être un jour à supprimer aussi les paralysies, ce tombeau partiel d'un être qui se sent encore en vie.

IV

Si des applications de la physique à la médecine, on passe à celles de la chimie, on peut véritablement répéter avec M. Figuier, que, de toutes les sciences, la chimie est celle qui a le plus contribué, dans notre siècle, au perfectionnement de l'art de guérir. Elle offre à la physiologie un instrument direct d'expérimentation et de recherche qui, appliqué à l'étude de la plupart de nos fonctions, en dévoile chaque jour le mécanisme et refoule de plus en plus l'inconnu au-delà des limites que l'esprit humain n'aurait osé dépasser en rêve. Qu'il nous suffise de rappeler, comme spécimen des immenses travaux de cette nature, les œuvres de MM. Claude Bernard, Brown-Séquard et Longet; et celles non moins importantes signées par MM. Dumas, Berthelot ou Favre. Ajoutons même que celui, parmi ces éminents chimistes, qui appartient à cette Faculté des sciences et à notre École de médecine, a, plus que tout autre, contribué, par suite d'une conception vraiment admirable de simplicité, à réduire à une seule loi, dite d'équivalence, tous les phénomènes qui, appartenant à un ordre différent, paraissaient devoir mettre en jeu des forces diverses. Ainsi, pour le physicien, il y avait la force calorique, la force électrique et la force lumineuse; pour le chimiste, la force d'affinité; pour le physiologiste, la force vitale. Eh bien! aujourd'hui des expériences décisives ont prouvé, et dans cette enceinte même, que toutes ces forces se réduisent à une force unique qui n'est autre que le *mouvement*. Sans doute le mode de ce mouvement diffère dans la chaleur, dans l'électricité, dans la lumière. etc. ; mais chaque mode peut se transformer dans un autre ; le mouvement chaleur peut devenir mouvement électrique et se métamorphoser lui-même en mouvement lumineux ; et tous sont équivalents entre eux, c'est-à-dire qu'ils représentent toujours la même somme de force. Il est presque impossible de saisir par la pensée toutes les conséquences pratiques qui pourront dériver un jour d'une pareille théorie.

Mais revenons à ce qui rentre plus particulièrement dans le domaine médical.

Tous les actes fondamentaux dont la succession perpétuelle caractérise l'état de vie, sont nécessairement chimiques, puisqu'ils consistent en une suite non interrompue de compositions et de décompositions plus ou moins profondes. Sans doute, alors même que toutes les lois chimiques seraient connues avec un rare degré de perfection, leur application ne saurait suffire pour déterminer à priori et sans une étude directe de l'organisme *vivant*, l'issue précise de chaque réaction vitale. Mais malgré cette insuffisance nécessaire, il serait absurde de regarder les actes de la vie organique comme soustraits à l'empire des lois chimiques. C'est par conséquent à la chimie qu'il appartient de fournir le vrai point de départ de toute théorie rationnelle, concernant la nutrition, les sécrétions et tout ce qui concourt à l'échange indéfini entre les molécules qui s'en vont et celles qui les remplacent.

V

L'astronomie elle-même ne demeure pas étrangère aux progrès de la médecine, et je m'estime heureux d'avoir à constater le fait devant un de ses plus illustres représentants (1).

(1) M. Le Verrier, président de l'Association Scientifique.

Il est difficile, en effet, de comprendre nettement la théorie de la pesanteur et d'établir une analyse exacte de ses effets généraux sur l'organisme, si on en isole ce phénomène de celui de la gravitation céleste. Pourrait-on concevoir d'une manière vraiment scientifique la condition d'existence propre aux corps vivants, si on négligeait l'ensemble des conditions astronomiques, qui caractérisent la planète à la surface de laquelle nous vivons?

Il n'est pas inutile non plus de connaître la *masse* terrestre comparée à la masse solaire, d'où résulte l'intensité effective de la pesanteur proprement dite ; la *forme* terrestre qui règle la direction de cette pesanteur ; l'équilibre fondamental et les oscillations régulières des fluides qui recouvrent notre globe et à l'état desquels l'existence des êtres vivants est étroitement liée ; les dimensions de ce globe, qui imposent des limites nécessaires à la multiplication de ces êtres et sa distance réelle au centre de notre monde, ce qui constitue un des éléments indispensables de sa température propre.

Il est également indispensable de savoir apprécier l'obliquité du plan de l'orbite terrestre, comparé à l'axe de rotation de la planète, lorsqu'on veut comprendre le principe immédiat de la division essentielle de la terre en climats. De cette double appréciation naît la loi fondamentale relative à la distribution géographique des diverses espèces vivantes, animales et végétales, et l'on ne peut ignorer de nos jours que les plus intéressantes acquisitions de l'anthropologie sont dues précisément à l'impulsion imprimée à ce genre de recherches, par la géographie médicale, si bien envisagée déjà par le regrettable M. Boudin, et si largement cultivée maintenant par des hommes qui, à l'exemple de MM. Broca et Bergeron, honorent autant la médecine que la science sociale.

VI

Il semblerait enfin que, par suite de sa complication, l'étude des corps vivants et plus particulièrement de l'homme, devrait décliner toute ingérence des procédés mathématiques. Cependant, la statistique médicale ne peut être abordée que par ceux qui savent manier le calcul. Et s'il est un peu vrai de dire, qu'il ne faut pas trop abuser des enseignements de la statistique, à laquelle on peut faire tenir le langage qu'on désire entendre, il n'est pas moins équitable d'ajouter que, sans la statistique, il serait difficile d'arriver à la connaissance exacte d'une foule de résultats qui importent autant aux applications d'une bonne hygiène, qu'à l'emploi ou à l'oubli de maints procédés thérapeutiques.

Du reste, cette partie de la chirurgie que l'on nomme *auto-plastie*, emprunte sans cesse à la géométrie ses formes et son langage descriptif. En un mot, si une éducation logique, telle que peut la donner l'étude des mathématiques, est chose indispensable aux physiciens, aux chimistes et surtout aux astronomes, il y aurait anomalie à prétendre que chez le médecin, l'instrument intellectuel ait moins besoin d'être aiguisé, alors qu'on le destine à la solution des problèmes les plus complexes, et, par cela même, les plus difficiles que l'on puisse aborder. Et tout cela est si *pratiquement* vrai, du reste, que je ne puis résister au désir de rappeler une anecdote, bizarre peut-être, mais dont la signification est facilement saisissable.

On raconte que l'illustre Chaussier, voulant, à un examen d'anatomie, s'assurer de l'intelligence et surtout de la méthode propre à un élève auquel il s'intéressait, demanda au jeune homme et sans autre préambule, de lui faire la description du tabouret traditionnel sur lequel il se trouvait assis. Sans se déconcerter le jeune homme entreprend la description de son escabeau et s'en acquitte avec un ordre parfait et à la grande satisfaction du professeur. Ce jeune élève, qui était alors un tout petit répétiteur de mathématiques, est devenu depuis une des gloires de l'École de Paris.

VII

En résumé, il y aurait plus que de la témérité à conclure de ce qui précède que ceux qui se livrent à l'étude et à l'exercice de la médecine doivent posséder l'ensemble de toutes les sciences que nous venons d'énumérer, oubliant ainsi que chacune d'elles a pris un essor capable d'effrayer l'esprit le plus hardi. Mais il n'est pas permis d'ignorer le tribut que, réciproquement, chacune d'entre elles apporte à sa voisine, et personne ne peut se croire vraiment en possession de la spécialité qu'il cultive de préférence, que lorsqu'il sait emprunter aux sciences collatérales les procédés propres au perfectionnement de l'objet de ses prédilections.

Que si l'on pouvait un jour, quelque éloigné qu'il soit de nous, arriver à fondre toutes les sciences en une seule, simplifier de plus en plus la matière dans sa composition anatomique, et réduire réellement toutes les forces en une seule, il ne faudrait pas redouter un pareil progrès, sous le prétexte de lui voir exercer une fâcheuse influence sur nos convictions les plus chères et les plus indispensables à la civilisation.

Dieu a donné à l'homme l'intelligence pour s'en servir autrement que pour l'édification d'une certaine philosophie, qui n'a vraiment de sage que le nom. Mais, plus l'horizon qui s'ouvrira devant cette intelligence sera vaste, plus il sera permis à l'homme de contempler, d'analyser et d'admirer l'œuvre immense de la création, plus aussi il se sentira saisi d'amour et de respect pour le Créateur lui-même.